DU

BÉGAIEMENT

ET DE

SON TRAITEMENT

(Résumé)

PAR LE DOCTEUR A. GUILLAUME,

COLLABORATEUR DU DICTIONNAIRE ENCYCLOPÉDIQUE DES SCIENCES MÉDICALES
MÉDECIN DU DISPENSAIRE LARYNGOSCOPIQUE DE LA RUE D'ASSAS.

« Si on ne peut pas tout ce que l'on veut,
on peut beaucoup, quand on sait vouloir. »

PARIS

J.-B. BAILLIÈRE ET FILS, ÉDITEURS.

19, rue Hautefeuille.

1872

INTRODUCTION

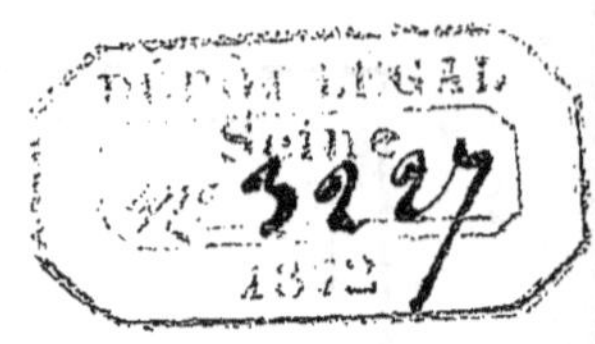

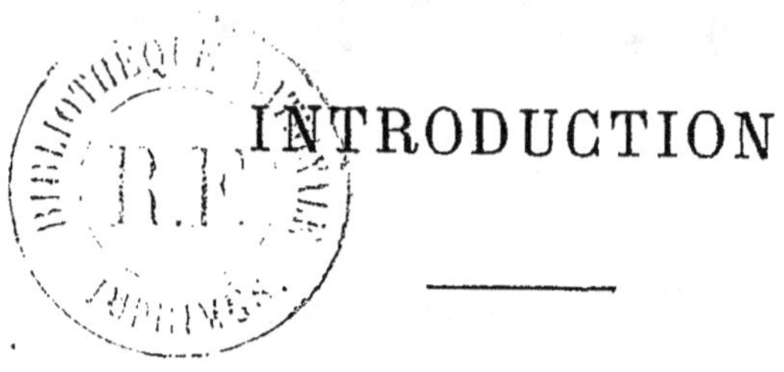

Ces quelques pages ne visent pas à représenter un traité du bégaiement. Cette prétention serait peu séante à leur exiguité. Essayer de concentrer, sous le plus petit volume possible, ce qu'il y a de plus saillant, de plus utile à connaître dans l'étude et le traitement du vice de prononciation auquel elles ont trait; faire connaître, d'autre part, les sources où pourront recourir ceux qui désireront des détails plus amples, tel est leur but.

Elles nous avaient été demandées pour une Encyclopédie dont les derniers événements ont suspendu la publication. Elles avaient pour but d'y résumer notre article Bégaiement du *Dictionnaire encyclopédique des sciences médicales*. Elles sont en effet un résumé succinct de cet article. Ce dernier est lui-même le canevas d'un travail plus étendu sur la même matière, travail encore inédit, mais destiné à paraître prochainement. (*Essai monographique sur le bégaiement*).

Ces trois productions relatives au même sujet, comportant des développements très-différents, chacun pourra choisir à son gré celle qu'il jugera lui mieux convenir. Celle-ci aura du moins un mèrite inhérent à sa brièveté même : le mérite d'être facilement accessible à tous. Si, en apprenant quelque chose, elle donne le désir de savoir plus et appelle l'attention d'un plus grand nombre de personnes sur ce que l'on peut aujourd'hui pour la cure du bégaiement, j'estime qu'elle n'aura pas été inutile.

Paris, le 20 mars 1872.

Dr A. GUILLAUME.

DU
BÉGAIEMENT

ET DE

SON TRAITEMENT

(RÉSUMÉ)

Le bégaiement est un vice de prononciation irrégulièrement intermittent, principalement caractérisé par les deux symptômes suivants : 1° répétitions brusques et saccadées d'une même syllabe ; 2° arrêts involontaires pendant lesquels le bègue fait effort pour parler sans pouvoir faire sortir nulle syllabe. Ces répétitions et ces arrêts involontaires sont plus spécialement exposés à se produire au commencement des phrases. Ils sont fréquemment accompagnés de mouvements convulsifs dans les muscles du visage et aussi dans divers parties du corps complétement étrangères à la prononciation (tête, bras, jambes). — Au milieu de ces efforts désordonnés, il s'écoule dans la bouche et souvent il se projette hors d'elle un flux exagéré de salive, *une grande surabondance de pituite*, comme disaient les anciens. Notons aussi un ton de voix aigu des plus pénibles, ressemblant à celui d'un orateur à bout d'haleine. — Signalons enfin cette double particularité originale, que d'une part le bègue ne bégaie pas en chantant, que d'autre part le bégaiement est exceptionnel chez la femme.

Il y a dans les quelques lignes précédentes un ensemble de caractéristiques imprimant au vice de prononciation qui seul doit nous occuper ici une physionomie à part, distincte de tous les autres défauts de parole (balbutiement, bredouillement, nâsonnement, blésité, etc).

Si nous remontons à son début, nous voyons le le bégaiement attirer habituellement l'attention vers l'âge de 4 à 5 ans. Il se dessine ensuite plus nettement à l'époque de la seconde dentition et augmente notablement à la puberté. Puis, après être resté plus ou moins longuement stationnaire, il diminue dans la vieillesse, mais ne disparaît qu'avec la vie. — Quelle que soit la cause qui lui ait donné naissance (hérédité, imitation, peur brusque), quel que soit d'ailleurs son degré fort variable d'intensité, le bégaiement est sans influence sur la santé générale. Mais, s'il ne compromet pas la vie végétative, il compromet péniblement la vie de relation, en amoindrissant et ridiculisant sa fonction par excellence : la parole. Il constitue par là même un froissement de tous les instants, souvent un obstacle absolu à une carrière. Il mérite donc une étude sérieuse, étude qu'on lui a trop rarement accordée, son traitement, quand on a daigné s'en occuper, ayant été trop souvent abandonné à des personnes parfaitement étrangères aux notions médicales, comme d'ailleurs à toute espèce de notions scientifiques.

Les limites dans lesquelles nous devons nous mouvoir ici ne nous permettent pas de détails historiques sur ce qui a été fait ou tenté dans cette voie. Nous renvoyons à notre article *Bégaiement* du *Dictionnaire encyclopédique des sciences médicales* (t. VIII, 2ᵉ partie) ou à notre *Essai sur le bégaiement*, le lecteur qui serait désireux de ces renseignements histo-

riques et d'autres développements impossibles ici.
— Il faut à ces quelques pages plus de modestie.
Elles auront rempli leur but si elles parviennent à in-
diquer d'une manière sommaire, mais suffisamment
intelligible, la cause prochaine, le pourquoi physiologique du bégaiement; à en faire découler la base
d'une méthode rationnelle de traitement et enfin à
préciser nettement les résultats pratiques auxquels
peut conduire ce traitement.

Pour nous mettre à même de remplir ce programme
le plus succinctement possible, que l'on veuille bien
suivre pas à pas les quelques propositions suivantes :
Le bégaiement est un vice de *prononciation*. La *prononciation* ou *articulation* n'est autre chose que la *voix
articulée*, c'est-à-dire la voix modifiée, pétrie par les
organes situés au-dessus du larynx (pharynx, langue,
lèvres, etc.) La *voix* n'est autre chose qu'un *son* pro-
duit au larynx. Tout *son* exige fatalement, comme
condition première de sa production, de l'*air* mis en
mouvement. La fonction qui fournit cet air au larynx,
c'est-à-dire la respiration, joue donc un rôle primordial
dans la production de la voix et par suite de la prononciation.

Ces prémisses posées, pour découvrir la cause prochaine du bégaiement, en d'autres termes pour déterminer en quoi la prononciation vicieuse du bègue
diffère de la prononciation régulière et chercher à l'y
ramener, la marche à suivre est toute tracée. Elle
revient à ceci : déterminer les différences qui existent
entre la diction anormale du bègue et la diction normale aux trois points de vue suivants :

1° Au point de vue des *phénomènes respiratoires*,
c'est-à-dire dans le fonctionnement de l'*appareil thora-
cique* chargé de fournir au larynx l'air indispensable
la formation du son.

2° Au point de vue des *phénomènes vocaux*, c'est-à-dire dans le fonctionnement de *l'appareil laryngé* qui a charge d'imprimer à cet air des mouvements plus ou moins rapides et par là de le transformer en son vocal ou voix.

3° Au point de vue des *phénomènes articulateurs*, c'est-à-dire dans le fonctionnement de l'*appareil sus-laryngé* qui, par le jeu de ses différentes pièces (langue, lèvres, etc.), a charge de modifier les sons formés au larynx, de les lier les uns aux autres et finalement de les projeter successivement au dehors sous forme de sons articulés représentant les éléments constitutifs des syllabes, partant des mots et des phrases dont se sert le langage parlé pour l'échange de nos idées.

Les différences constatées dans le jeu des trois appareils devront représenter autant d'indications thérapeutiques dont l'ensemble constituera la méthode générale de traitement. — Telle nous paraît devoir être la base de toute méthode curative désireuse de savoir ce qu'elle fait. — Ce plan, dont nous ne faisons qu'esquisser à grands traits les lignes principales, comporte dans chacune de ses parties toute une série d'études délicates. Il nécessiterait de longs développements, ici impossibles, nous l'avons dit. Bornons-nous donc à constater sommairement les résultats les plus généraux de ces études et les conclusions pratiques les plus saillantes qui en découlent.

La résultante la plus générale des analyses successives que comporte le programme ci-dessus esquissé peut se ramener aux deux propositions suivantes : L'observation comparative du bègue et de l'individu à diction normale, examinés à l'instant de la parole, révèle, comme cause prochaine du bégaiement, des différences nettes et tangibles dans le fonctionnement de chacun des trois appareils précités. Elle ne révèle

de défaut de charpente, je veux dire de vice anato-
mique appréciable, dans la constitution d'aucun d'eux.
— De là une conclusion qui, pour être toute négative,
n'en a pas moins une importance pratique primor-
diale.

C'est que toute tentative chirurgicale visant à gué-
rir le bégaiement en remédiant à ce que nous avons
appelé un défaut de charpente, c'est-à-dire en sup-
primant un vice organique d'un seul de nos trois
appareils et à plus forte raison d'une seule des pièces
de l'un d'entre eux, comme de la langue par exemple,
que toute tentative de ce genre, disons-nous, porte à
faux et doit, sans nulle hésitation, être jugée *à priori*
irrationnelle et impuissante. — C'est faute de l'avoir
compris que, à différentes époques, notamment en
1841, des chirurgiens français et étrangers, suivant
en cela l'exemple malheureux d'un chirurgien de
Berlin (Dieffenbach), mutilèrent inutilement la langue
des bègues (section du frein des muscles génio-
glosses, etc.).

Aussi l'expérience, après avoir fait prompte jus-
tice de succès illusoires, n'eut pas de peine à établir
que ces opérations étaient, en réalité, plus nuisibles
au bègue qu'au bégaiement. Elles ne servirent qu'à
entraîner des dangers inutilement courus, voire même
des morts, toutes choses qu'une connaissance plus
approfondie du sujet aurait pu et dû éviter.

Le bistouri n'a donc rien à faire dans le traitement
du bégaiement. Le but de ce traitement doit être, non
de taillader telle ou telle pièce, mais de revoir et, si
possible, de régulariser tout le système. Il doit être,
comme nous l'avons fait pressentir déjà, de mettre à
profit les différences constatées dans le jeu de chacun
de nos trois appareils pour les effacer successivement
en substituant à un fonctionnement vicieux un fonc-

tionnement successivement moins irrégulier. — La constatation de ce fait que le bégaiement est intermittent, en d'autres termes que les irrégularités de la diction du bègue ne sont pas inéluctables, ne sont pas forcées pour lui à tous instants, la constatation de ce fait, disons-nous, est de nature à faire envisager tout d'abord le but ci-dessus énoncé comme possible. — On comprend d'ailleurs aisément que, pour avoir plus de chances de triompher des difficultés éprouvées par le bègue, il faut les dissocier de manière à pouvoir les attaquer une à une en allant des plus simples aux plus complexes. Il faut en d'autres termes effacer une à une les différences constatées dans le fonctionnement de chacun de nos trois appareils, régulariser le jeu de chacun d'eux isolément, puis associer leur action dans les conditions les plus simples d'abord, pour arriver progressivement aux plus compliquées. — Ainsi par exemple, après s'être rendu compte par la comparaison physiologique des fautes respiratoires que commet le bègue à l'instant de la parole, le traitement travaille à les effacer en régularisant le jeu de la respiration vocale. Il y travaille en exerçant le bègue à introduire l'air dans la poitrine aux moments propices, en quantité convenable, suivant le mode le moins fatigant; puis à retenir cet air dans la poitrine ; puis à l'en faire sortir à l'instant opportun, en en graduant le débit suivant le plus ou moins d'exigence des besoins vocaux. Corriger le fonctionnement du *soufflet* tel est ainsi le but exclusif d'un premier temps du traitement. Tous les exercices respiratoires qui concourront à ce but, en dehors même d'aucun acte vocal, deviendront par là même autant d'auxiliaires précieux pour le bègue.

D'autre part, après s'être rendu compte par les différents moyens dont dispose aujourd'hui l'analyse physiologique des irrégularités laryngiennes du bégaiement, le traitement travaille à discipliner le jeu du larynx et à associer plus régulièrement son action à celle de l'appareil respiratoire. Il y travaille en exerçant le bègue à prolonger ou à interrompre à volonté des sons vocaux simples, comme des sons voyelles, émis à voix basse ou haute, dans des degrés variés d'intonation et de volume de voix, en appelant quand il le juge convenable le chant à son secours. Il cherche ainsi à mieux ajuster avec le tuyau porte-vent l'*anche vocale*, je veux dire la maîtresse pièce du larynx, la *glotte*, et l'instruit à mieux utiliser l'air qui lui est fourni pour être par elle converti en voix.

D'autre part enfin, après avoir constaté les principaux faux pas que commettent chez le bègue les différentes pièces de l'appareil articulateur, le traitement travaille à discipliner chacune de ces pièces et les façonne à prêter un concours plus harmonique aux deux premiers appareils précités. Tantôt il prend à partie les touches labiales et les développe par des exercices, à voix haute ou basse, portant sur les lettres dont l'articulation relève des mouvements des lèvres; tantôt il régularise les touches linguales, soit par des exercices vocaux portant sur les consonnes auxquelles président les différents mouvements de la langue, soit en reproduisant, sans rien dire, ceux de ces mouvements que l'expérience lui a appris être le plus difficiles. — Tenant compte d'ailleurs des différences individuelles, il lui est facile de varier les exercices à l'infini suivant les difficultés variables présentées par les différents sujets.

Quelles que soient au reste ces variations, le fond du traitement reste le même. C'est en fin de compte de la physiologie appliquée sous forme d'une gymnastique méthodique des différents organes qui concourent à la parole. Cette gymnastique a pour but de refaire l'éducation du système parlant et d'amener le bègue, par des nuances progressives, à accomplir d'une façon consciente ce que l'individu à diction normale, mieux servi par la nature, fait d'une façon inconsciente et prime-sautière. — On procède en cela d'une manière qui n'est pas sans offrir quelque analogie avec celle employée pour la cure de la chorée ou danse de Saint-Guy. — Il y a, il est vrai, entre autres différences, la suivante : c'est que, en dehors de la gymnastique, le traitement de la chorée emprunte à la matière médicale des remèdes réputés utiles, tandis que jusqu'ici l'expérience n'a démontré l'efficacité d'aucun médicament comme agent direct du traitement du bégaiement. — Il ne faudrait pas toutefois se presser d'en conclure que la thérapeutique proprement dite lui soit inutile. — Dans un certain nombre de cas, divers agents de la matière médicale, variables suivant le tempérament des sujets ; mais empruntés plus spécialement à la médication tonique (fer, quinquina, arsenic, sulfureux), nous ont été d'une très-réelle utilité. Cette utilité consiste à modérer la susceptibilité nerveuse du bègue, *sanguis, moderator nervorum*, — et à maintenir la santé générale au ton convenable, pour supporter allégrement les fatigues des exercices vocaux. —Puis, en dehors de la matière médicale, le traitement peut mettre à contribution, dans la mesure où il le juge convenable, divers autres agents thérapeutiques, susceptibles de prêter main-forte à la volonté en l'aidant à régulariser les constractions musculaires. Tels sont par exemple l'électricité, le massage, la gymnastique générale et l'hydrothérapie, tous agents fréquemment utilisés par nous comme auxiliaires fort secourables.

Quant aux dangers du traitement, ils sont nuls, à

la condition toutefois d'avoir présente à l'esprit l'influence nuisible que des exercices vocaux exagérés pourraient avoir sur quelques affections dont le bègue peut être accidentellement porteur au même titre que tout le monde. — Telles sont par exemple la tuberculisation pulmonaire et les autres affections des poumons, les affections organiques du cœur, la congestion cérébrale et, dans un autre ordre de lésions, les hernies non maintenues. Il sera donc sage de se renseigner sur ces différents points et notamment de constater par soi-même l'état de la poitrine par les moyens d'exploration familiers aux médecins. On sera ainsi à même d'éliminer les sujets pour lesquels des efforts vocaux répétés pourraient être dangereux ou tout au moins de surveiller attentivement, pendant le cours du traitement, la marche de la lésion découverte et d'en tenir tel compte que de droit.

Des considérants qui précèdent, il résulte manifestement que le traitement du bégaiement, comme de toute autre infirmité, incombe aux médecins. Il est triste de le voir, aujourd'hui encore, abandonné trop souvent à des individualités de rencontre qui remplacent par la réclame la science qui leur fait si parfaitement, si absolument, défaut. — Il est triste pour son avenir de voir que, lorsque par hasard le gouvernement a daigné s'occuper de lui, c'est sur des individualités de cette taille qu'est venue s'épandre la manne ministérielle. — Le seul bon sens indique cependant que, pour faire entrer l'étude du bégaiement dans une voie vraiment scientifique et obtenir des succès sérieux, les conditions les plus favorables sont les suivantes : être tout à la fois et médecin et bègue, et j'ajoute avoir retiré de son propre traitement un résultat de nature à être pour autrui la preuve matérielle de ceux auxquels il peut lui-même légitimement prétendre. — Voyons maintenant quels sont ces résultats.

C'est ici à l'expérience à prononcer. Or, voici ce que nous répond une expérience de plus de douze années, reposant sur un nombre relativement considérable de faits personnellement observés, et appuyée d'ailleurs sur une enquête sévère des résultats publiés avant nous. Elle nous dit que ce serait, ou se faire illusion à soi-même, ou vouloir faire illusion à autrui, que d'afficher la prétention de supprimer le bégaiement d'une manière définitive et absolue. Elle nous démontre par contre, jusqu'à l'évidence, et la facilité merveilleuse avec laquelle on arrive à modifier ce vice de prononciation de la manière la plus considérable ; et la facilité non moins grande avec laquelle il revient lorsqu'on cesse l'emploi des moyens à l'aide desquels on l'avait combattu; et enfin le pouvoir que l'on a de renouveler indéfiniment et de maintenir pour la vie entière l'énorme amélioration primitivement obtenue. — Nous nions donc, sans nulle hésitation, la possibilité d'obtenir, dans l'état actuel de la science, une guérison radicale et absolue. Nous affirmons par contre, de la manière la plus formelle, la possibilité d'obtenir, dans l'immense majorité des cas, une amélioration capitale. J'entends une amélioration à ce point considérable que, pratiquement, elle équivaut presque à une guérison complète, la diction du bègue ainsi améliorée pouvant le plus souvent, avec un peu de surveillance de sa part, ne pas présenter notablement plus d'imperfection que la diction de l'individu à prononciation normale. Précisons plus encore en disant que, d'une manière générale, tout bègue le voulant sérieusement peut, en moins d'un mois, supprimer plus des trois quarts de la somme d'ennuis, de la somme d'entraves qui résultent pour lui de son bégaiement (1).

En posant cette proportion, nous estimons rester très-certainement au-dessous du vrai. Nous tenons seulement à redire encore que, après le traitement le mieux dirigé et le plus fidèlement suivi, il subsiste une fraction de bégaiement avec laquelle on aura à compter, si légère et si peu apparente soit-elle ; qu'en d'autres termes il n'y a pas guérison définitive et absolue. — Cette insistance a sa raison. — On va la comprendre.

Entendu dans son acception rigoureuse, le mot guérison impliquerait tout à fois la suppression totale du bégaiement et des moyens artificiels qui ont pu être nécessaires pour le combattre. — Il impliquerait un état tel que, à partir du jour où le traitement est déclaré terminé, le bègue pourrait désormais s'exprimer, à tous instants, comme l'individu à pronon-

(1) Ces résultats peuvent s'obtenir même à distance. — Voici ce que j'entends par là : — Dans les cas où l'éloignement rend impossible le traitement direct, le *traitement par corrrespondance* peut s'y substituer. Il peut s'y substituer à la condition qu'un examen du bègue ait pu avoir lieu, ou tout au moins que des renseignements nets et précis aient permis de poser nettement le diagnostic et de vous édifier sur la forme de bégaiement à laquelle on a affaire. — C'est ainsi que, en décembre 1862, j'appliquais pour la première fois, et appliquais avec succès, ce traitement par correspondance, sur les conseils de mon illustre et si regretté maître le professeur Trousseau, à un jeune bègue de la province qu'il me faisait l'honneur de m'adresser et qu'on ne pouvait nous laisser à Paris le temps nécessaire au traitement habituel. — Depuis lors j'ai eu occasion de l'appliquer plusieurs fois, soit en province, soit à l'étranger. — Ce traitement par correspondance ouvre ainsi à la cure du bégaiement de nouveaux horizons, parfois des plus précieux.—Il doit toutefois être réservé aux seuls cas où le traitement direct est matériellement impossible, ce dernier offrant toujours plus de garanties.

ciation normale, sans prêter plus d'attention que ce dernier à sa diction, sans s'astreindre à aucun moyen artificiel, et de plus sans avoir à redouter des rechutes pour l'avenir. Or, c'est surtout contre cet état de sécurité définitive et absolue que nous voulons nous élever ici. Le faire espérer au bègue lui serait fatal. Ce serait en effet l'autoriser à renoncer désormais à tout exercice, à toute surveillance de soi-même et par là le livrer d'une manière à peu près certaine à des rechutes d'autant plus décourageantes qu'elles auraient été plus imprévues. — Ce qui importe, au contraire, c'est de tenir le bègue bien en garde contre ces récidives. C'est de le rendre absolument convaincu de cette pensée qu'il dépend de lui de maintenir et de perfectionner les bienfaits du traitement, ou au contraire de les laisser s'atténuer, selon qu'il restera ou non fidèle aux exercices mis en jeu par ce traitement. Rien, absolument rien, ne peut le dispenser de cette fidélité tenace. — Cela revient à déclarer qu'il n'existe pas au monde une seule méthode de traitement pouvant se dire sûrement à l'abri des récidives. Mais, plus l'application du traitement aura été rendue facile, plus on aura dégagé sa responsabilité pour engager celle du sujet traité. Or, c'est un résultat des analyses physiologiques sur lesquelles nous avons assis les bases de notre méthode d'être parvenu à décomposer les différents actes de la parole de telle sorte que la reproduction isolée de chacun d'eux devienne des plus élémentaires. — Jusque là toutes les méthodes, sans exception, avaient pour fond exclusif des exercices à voix haute entraînant nécessairement une perte de temps considérable, une fatigue réelle et des conditions d'isolement difficilement réalisables. — Y astreindre le bègue à perpétuité, c'était lui demander plus qu'il ne pouvait tenir. C'était par là même l'exposer à des rechutes presque inévitables. Aussi représentaient-elles la loi générale, loi profondément décourageante. Pour bien comprendre ces découragements, il faut avoir été soi-même aux prises avec eux. Il faut avoir été maintes fois sur le point de déposer les armes, en se demandant si les exigences de la lutte ne dépassaient pas les ennuis inhérents au bégaiement.—Nous croyons avoir conquis le droit de dire qu'il n'en est plus ainsi. — Nos efforts ont eu surtout pour résultat pratique de substituer, dans une proportion considérable, à ces éternels exercices à voix haute, dont nous avons dit les inconvénients, des exercices fragmentés à voix basse qui, se limitant à l'articulation d'un petit groupe de syllabes peuvent se faire partout, sans apprêt, sans fatigue, sans perte de temps. C'est par là avoir réduit dans une proportion également considérable les exigences de la lutte et l'avoir rendue des plus acceptables. — Dire en effet qu'il suffit d'une moyenne de huit à dix minutes par jour de lecture à voix haute, secondée par les exercices fragmentés à voix basse, pour maintenir et perfectionner les résultats du traitement primitif, c'est fixer la part de responsabilité qui, en cas de rechute, doit incomber à chacun.

En fait, au nombre de nos succès persistants figurent des enfants qui, à l'époque du traitement, avaient moins de 8 ans. C'est dire suffisamment que la dose d'énergie nécessaire pour prévenir les rechutes ou en triompher est accessible à tous.—Tous donc y doivent prétendre. Aussi bien elle porte en elle son encouragement et sa récompense.—Convenablement dirigée par le traitement, elle peut et doit exercer une influence considérable sur toute la vie du bègue en le mettant à même de combattre efficacement les impédiments de tous instants que son défaut de parole apportait à l'expression de ses idées, au libre développement de lui-même, à tout son avenir. — Plus nous sommes certains de l'importance de ces résultats, plus ils ont été jugés avec bienveillance par ceux de nos maîtres dans les hôpitaux qui les ont pu contrôler; plus nous avons, nous bègue, ressenti vivement les bienfaits du traitement, plus aussi nous nous sommes fait un devoir de ne pas les entacher d'exagération. Nous avons mis à l'éviter un soin scrupuleux, et nous résumerons notre pensée en répétant avec un philosophe contemporain : « Si on ne peut pas tout ce que l'on veut, on peut beaucoup quand on sait vouloir. »

Dr A. GUILLAUME.

A. PARENT, imprimeur de la Faculté de Médecine, rue M^r-le-Prince, 31.

A. PARENT, imprimeur de la Faculté de Médecine, rue Mr-le-Prince, 31.